PHIMOSIS ET PARAPHIMOSIS

ACCIDENTELS

L'EFFICACITÉ

DE

LA BELLADONE

EST DE NOUVEAU CONSTATÉE,

Par M. Paul de Mignot,

Docteur en médecine de la Faculté de Paris ; — Membre de la société médicale d'émulation de Bordeaux ; — Correspondant de la société médicale d'émulation de Barcelone

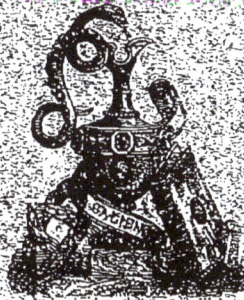

BORDEAUX,

Imprimerie de BALARAC jeune, rue des Trois-Conils, 18.

1843

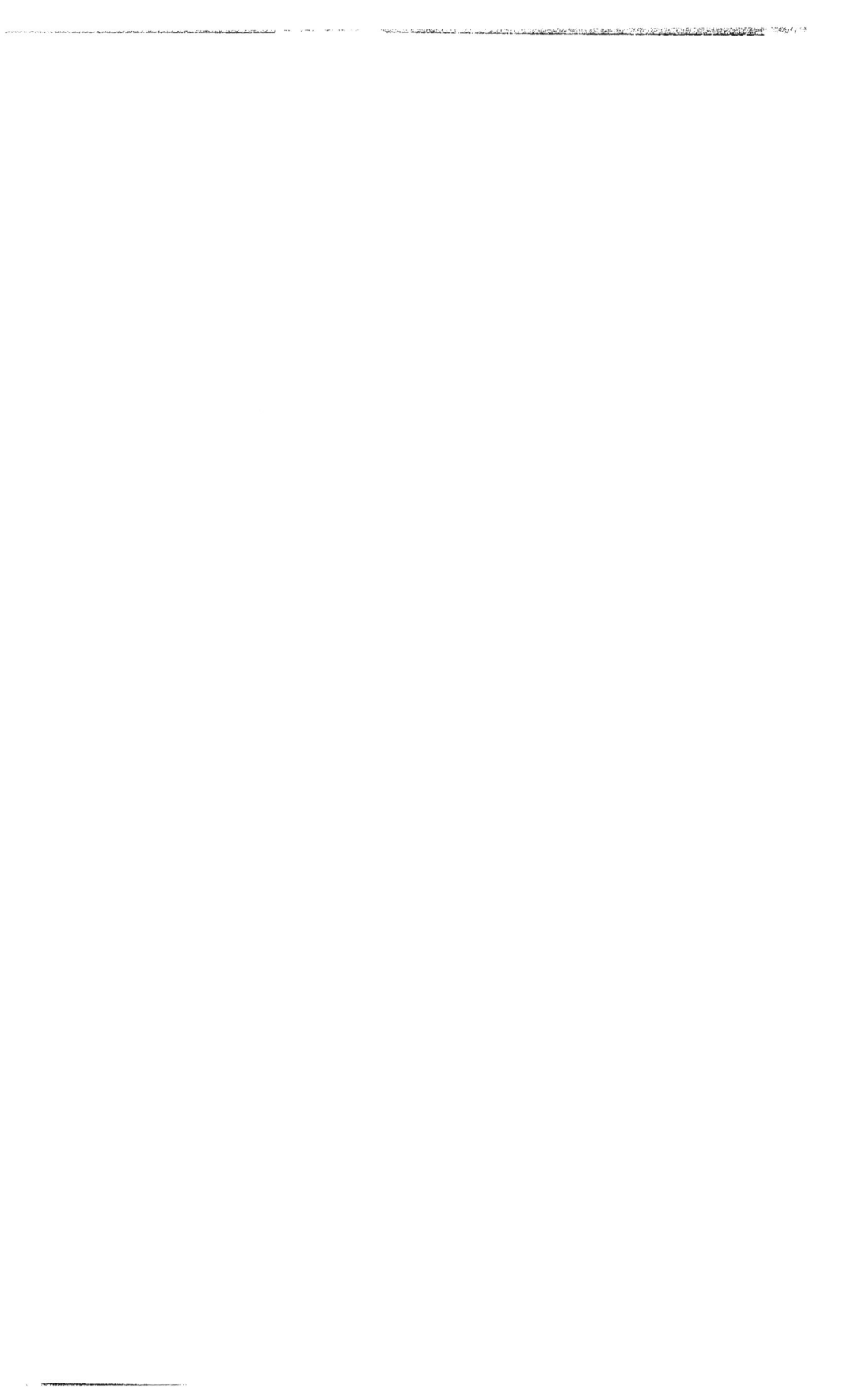

PHIMOSIS ET PARAPHIMOSIS

ACCIDENTELS.

L'EFFICACITÉ

DE

LA BELLADONE

EST DE NOUVEAU CONSTATÉE;

Par M. Paul de Mignot,

Docteur en médecine de la Faculté de Paris ; — Membre de la société
médicale d'émulation de Bordeaux ; — Correspondant de la société
médicale d'émulation de Barcelone.

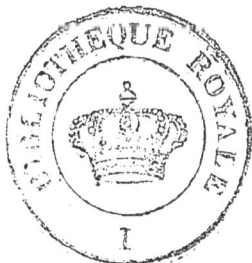

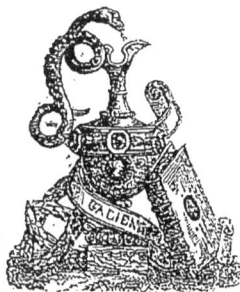

BORDEAUX,

Imprimerie de BALARAC jeune, rue des Trois-Conils, 18.

1843.

PHIMOSIS ET PARAPHIMOSIS

ACCIDENTELS.

⸺⬦⬦⬦⸺

L'EFFICACITÉ

DE

LA BELLADONE

EST DE NOUVEAU CONSTATÉE.

L'efficacité de la belladone dans le traitement des coarctations du prépuce ne peut plus être révoquée en doute. — Déjà cette méthode compte en sa faveur une masse imposante de faits. — L'auteur pense qu'elle prévaudra, parce qu'elle est bien préférable au genre de médication suivie jusqu'à ce jour, et notamment à l'opération sanglante. — Celle-ci ne fait qu'aggraver le mal. — L'expérience prouve que la belladone seule ou unie au mercure provoque un débridement naturel. — Dans les coarctations préputiales, la crainte de la gangrène préoccupe trop les praticiens ; elle les conduit à une médication irrationnelle. — On le prouve. —Relativement à leur marche, le phimosis et le paraphimosis se divisent en trois périodes bien distinctes. — *Description de ces périodes.* — Utilité des anti-phlogistiques à la première ; leurs dangers aux deux dernières. — La belladone seule ou unie au mercure convient à toutes les époques de la maladie. — Cautérisation des surfaces malades, par M. Ricord. — Inconvéniens de ce procédé employé seul ; combiné à la méthode de l'auteur, il serait probablement fort avantageux.—Le reproche qu'on adresse à cette méthode d'être lente et incertaine n'est pas fondé. — Elle pare aux deux indications les plus pressantes : *elle calme la douleur et prévient la gangrène.* — Durée ordinaire du traitement par la belladone. — Il est bon quelquefois de ne pas agir avec trop de précipitation. — Dans l'intérêt de la science et des malades, l'auteur conseille d'expérimenter. — Observations. — I. *Posthé-balanite*, suivie de phimosis ; guérison par les lotions et les frictions *opio-belladonées.* — II. *Posthébalanite*, suivie de paraphimosis ; guérison par le topique belladoné et la pommade *hydrargiro-belladonée.* — L'absence des ulcérations syphilitiques n'est pas une contre-indication à l'emploi de cette pommade. — Succès remarquable obtenu par M. le docteur Lacoste, à l'aide de cette médication.

Les observations que j'ai publiées sur l'efficacité de la belladone dans le traitement du phimosis et du paraphimosis accidentels commencent à être nombreuses ; M. Chabrely en a fait connaître deux fort intéressantes, et M. Lacorbière, à son tour, a lu sur le même sujet, à la Société médicale d'émulation de Paris, un mémoire qui n'a pas été publié, et que je regrette beaucoup de ne pas connaître. M. Bouchardat lui-même, qui recueille avec tant de talent et d'impartialité toutes les innovations, toutes les découvertes qui peuvent enrichir le domaine de l'art, a bien voulu sanctionner dans ses *Annuaires* de 1842 et 1843 la valeur thérapeutique de ce nouveau mode de traitement. Ainsi cette méthode, qui compte en sa faveur une masse imposante de faits, et qui offre l'incontestable avantage de préserver le malade d'une opération douloureuse et sanglante, a acquis une importance réelle, et peut être classée au nombre de celles qui rendent quelques services à l'humanité.

En effet, l'envahissement progressif de la syphilis a singulièrement multiplié les coarctations du prépuce. Il n'est pas un praticien, parmi ceux qui exercent dans les grandes villes la spécialité des affections vénériennes, qui n'ait eu l'occasion de traiter plusieurs cas de phimosis et de paraphimosis. Or, on sait combien les incisions répugnent aux malheureux jeunes gens atteints de ces maladies; on sait combien elles entraînent d'accidens et de désordres, et il n'est pas possible que les médecins s'obstinent à suivre l'ancien traitement, lorsqu'ils auront reconnu tous les avantages de celui dont nous avons jeté les bases. Quelle que soit la répugnance que professent quelques hommes pour cette méthode, quelle que soit l'opposition systématique qu'elle rencontre aujourd'hui, je suis persuadé que plus tard elle triomphera de tous les obstacles, et qu'elle prévaudra, parce qu'elle est bonne, et qu'elle est bien préférable à l'autre, qui n'est après tout qu'une douloureuse mutilation.

En général, dans le traitement des coarctations du prépuce, les praticiens se préoccupent trop de la gangrène. Cette appréhension les conduit à une médication inopportune ou nuisible. Sous l'influence des moyens mis en œuvre, la douleur, l'inflammation et le gonflement des tissus augmentent, et alors on se hâte d'inciser; mais le remède est pire que le mal : car on ajoute une plaie à un tissu qui en était exempt, et par cela même on accroît le désordre.

Je le demande aux praticiens de bonne foi : ont-ils jamais, par l'incision du prépuce, dissipé l'inflammation, le gonflement et surtout la douleur ? Loin de remédier à ces phénomènes, n'ont-ils pas produit, au contraire, une suppuration intarissable et quelquefois une difformité fâcheuse pour les malades ? Vous débridez ; oui, sans doute ; mais vous ne remplissez qu'une partie de l'indication, vous n'agissez que sur un point du prépuce, vous n'attaquez pas de front l'inflammation spécifique qui produit l'étranglement. Si votre but est de débrider et de calmer la souffrance, pourquoi ne pas employer la belladone, qui possède ce double avantage en dilatant le cercle de constriction ?

Avant tout, il est essentiel de ne pas confondre entre elles les diverses phases de la maladie. Relativement à leur marche, on pourrait diviser le phimosis et le paraphimosis en trois périodes bien distinctes. Dans la première, il y a posthite et quelquefois balanite ; le prépuce rougit et se tuméfie, son limbe se rétrécit et se resserre, au point qu'il paraît adhérent et qu'il est impossible de le faire mouvoir en aucun sens. La circulation se ralentit, les capillaires s'engorgent, et l'inflammation fait des progrès rapides. Ici les antiphlogistiques sont des moyens rationnels ; les lotions et les balnéations, les cataplasmes émolliens sont, en général, facilement supportés et calment la douleur.

Bientôt à la constriction et à l'inflammation des tissus succèdent le gonflement et l'œdématie ; la douleur atteint son dernier apogée et devient intolérable. Dans le phimosis, le prépuce, dont l'épaisseur peut aller jusqu'à vingt-huit millimètres, proémine au-delà du gland dont on n'aperçoit plus l'orifice ; le limbe se convertit en une véritable plaie et semble devoir s'oblitérer ; dans le paraphimosis, la sérosité s'accumule sur les côtés du frein et sur le dos du pénis, au point de former d'énormes vessies. Le mal est arrivé à sa deuxième période : ici les antiphlogistiques n'ont plus qu'une efficacité douteuse ; bien souvent ils sont nuisibles en favorisant l'œdème.

Mais le boursoufflement s'arrête ; la douleur diminue ;
les tissus engorgés prennent une teinte livide et bleuâtre.
La constriction ne s'exerce plus, et les parties malades sont
comme engourdies. La circulation des vaisseaux de retour
est presque nulle , et la température s'est manifestement
abaissée. La mollesse, la flaccidité des chairs annoncent que
la vitalité s'éteint , et la nature, qui cherche à tout prix à
opérer un débridement , ne l'effectue qu'à la faveur de la
plus violente réaction. Ici la gangrène peut survenir ; mais
elle est beaucoup plus rare qu'on ne le pense généralement.
Il arrive que la sérosité même, en ramollissant le prépuce,
le relâche et opère un débridement naturel.

Lorsqu'il existe des chancres sous le prépuce , divers accidens peuvent signaler cette troisième période, tels qu'une
hémorrhagie provenant des corps caverneux, une perte de
substance, des adhérences, etc. Les auteurs ont signalé, in-
dépendamment de la gangrène , la cartilaginification en
totalité ou en partie que j'ai observée , la formation de con-
crétions entre le gland et le prépuce que je n'ai pas eu l'occasion d'observer, parce que je n'ai jamais encore traité le
phimosis à l'état chronique. Les hommes atteints de phimosis congénial consultent rarement le médecin pour cette
infirmité.

Telle est la marche ordinaire du phimosis livré à lui-
même et du paraphimosis dont on n'a pu obtenir la réduction. Il est presque impossible de les faire avorter,
lorsqu'ils sont compliqués d'ulcérations syphilitiques, et
l'incision elle-même, loin de produire ce résultat, ne fait
qu'aggraver le mal, comme nous l'avons démontré. Dans
la dernière période , les lotions et les bains augmentent la
distension et la flaccidité des tissus , ils occasionnent de
vives douleurs aux malades, et peuvent hâter ou même
déterminer le développement de la gangrène.

A toutes les époques de la maladie , j'emploie la belladone seule ou unie au mercure. Le succès de cette substance ne s'est point démenti jusqu'ici : seulement, dans
les premiers jours , je l'associe aux anti-phlogistiques ;
dans les deux dernières périodes , je l'emploie de concert
avec les lotions toniques et astringentes.

Un syphilographe très-distingué, M. Ricord, cautérise les surfaces malades. Quoique cette méthode puisse réussir dans quelques cas, je pense qu'elle n'est pas généralement applicable, 1° parce qu'elle provoque des douleurs très-vives, 2° parce qu'elle peut déterminer des accidens inflammatoires de la plus haute intensité, produire l'agglutination des surfaces et favoriser les adhérences.

Cependant je la crois rationnelle vers la fin de la deuxième période; il est certain qu'alors elle peut prévenir la mortification des tissus et en augmenter la vitalité. Aussi M. le docteur Ricord a-t-il obtenu des succès plus nombreux que par la médication généralement suivie. Je le dis avec conviction, il serait à désirer, dans l'intérêt de la science, que le savant professeur combinât sa méthode à celle que nous avons préconisée.

Bien avant que j'eusse fait l'essai de la belladone, j'ai vu dans un cas grave employer le collyre de Lanfranc avec succès. Évidemment cette mixture avait agi comme caustique. Je pense qu'on pourrait également, aux deux dernières périodes, faire usage d'injections aluminées ou même iodurées entre le prépuce et le gland.

L'alun et l'iode seraient, en effet, d'excellens auxiliaires de la belladone et du mercure. Il en est de même de la décoction de roses rouges, de columbo, de cachou, de simarouba, de quinquina, des teintures d'aloès, de benjoin composée, de gayac, etc., que j'emploie de concert avec mes topiques, lorsque le mal arrive à la troisième période.

Mon premier mémoire sur l'efficacité de la belladone dans le traitement du phimosis et du paraphimosis accidentels contient la formule de deux pommades différentes : l'une, calmante et antiphlogistique (1), convient spécialement à la première période; l'autre (2), à la fois dissolvante et spécifique, trouve son application surtout aux deux dernières phases de la maladie. Quant à la solution

---

(1) Voir page 11 du Mémoire, ou 33 de l'*Annuaire* 1843 de M. Bouchardat.
(2) Voir page 13 du Mémoire.

belladonée, elle convient indistinctement à toutes les époques de la maladie.

Je sais qu'au moyen de la belladone la réduction ne s'obtient pas de suite ; je sais que cette méthode est en apparence moins expéditive que l'incision. Mais une fois que les accidens inflammatoires sont enrayés, et que les douleurs sont calmées, que vous importe que le cercle de constriction ne se relâche que peu à peu? Vous craignez les adhérences ! Mais dans le phimosis, les injections fréquentes avec le topique belladoné ont le double avantage de les prévenir et de soulager le malade. Dans le paraphimosis, elles sont beaucoup plus rares, car le prépuce tend à recouvrir le gland et à reprendre sa position normale. Cependant ici la constriction intense, en s'opposant à la circulation, peut produire l'endurcissement du tissu et même sa conversion en cartilage. Ce fait est incontestable ; mais une fois que le relâchement est opéré, le prépuce reprend peu à peu son organisation première, comme j'ai pu l'observer quelquefois ; les adhérences ne disparaissent pas, il est vrai, mais le repli cutané qui recouvre le pénis est tellement élastique, qu'il s'alonge, qu'il se prête aux mouvemens de l'organe, et que les malades ne sont gênés dans aucune de leurs fonctions.

Le traitement par la belladone dure de trois à quinze jours dans les cas simples, de trente à quarante dans les cas compliqués. C'est dire en d'autres termes qu'il n'empêche pas toujours la maladie de parcourir ses périodes. On sait quel est mon système dans le paraphimosis : je relâche le cercle de constriction par les frictions belladonées, et je réduis ensuite ; lorsque le phimosis accidentel est compliqué de chancres, il est souvent impossible d'obtenir la résolution de la maladie avant la cicatrisation des ulcérations syphilitiques.

Dans ce dernier cas, l'incision du prépuce, au lieu d'abréger la durée du mal, ne fait que l'accroître. On ne peut donc pas lui donner la préférence sous le vain prétexte de guérir plus promptement le malade. D'ailleurs, il ne s'agit pas d'agir avec trop de précipitation; on sait que, dans les affections syphilitiques, la nature choisit quelquefois un point de l'économie, pour y séquestrer le principe du mal et l'empêcher d'infecter les voies circulatoires. Eh bien ! il y a un grand nombre de phimosis et de paraphimosis accidentels qui sont positivement entretenus par ce virus spécifique, et contre lesquels une médication anti-syphilitique générale et locale peut seule convenir. Je le demande encore, l'incision ne doit-elle pas ici avoir les conséquences les plus graves ?

Ainsi le traitement par la belladone est quelquefois long ; sous son influence, les tissus ne se relâchent qu'avec lenteur ; mais, en revanche, il est fécond en heureux résultats. Une longue élimination est souvent nécessaire au malade, en ce qu'elle épure le sang et produit une guérison sans rechute. Les praticiens qui veulent entreprendre des expériences ne doivent donc pas se laisser influencer par cette considération. Si les frictions hydrargiro-belladonées n'agissent qu'avec lenteur, elles préservent à coup sûr de la gangrène ; mais il faut en continuer l'usage avec persévérance : celui qui ne les emploierait que pendant trois à quatre jours, et qui, ne pouvant constater encore un débridement complet, viendrait dire qu'elles n'ont pas réussi, n'aurait certes pas expérimenté d'une manière convenable.

Si la méthode que j'ai conseillée dans le traitement des coarctations préputiales n'avait eu qu'un ou deux succès fortuits, on pourrait dire qu'elle n'a qu'une valeur thérapeutique bien douteuse ; mais lorsque les cas heureux se multiplient, lorsqu'on peut enregistrer tous les jours de nouvelles guérisons obtenues sans aucune douleur, sans aucune difformité, en conscience il faut bien admettre la supériorité de cette méthode et en généraliser l'emploi.

Je renouvelle donc à mes confrères, dans leur intérêt et dans celui de leurs malades, l'invitation d'expérimenter.

Pour moi, fidèle à ma résolution de faire connaître avec impartialité le résultat de mes expériences, j'ai recueilli deux nouveaux faits, et j'ai cru devoir les ajouter à tous ceux ceux que j'ai publiés jusqu'ici.

I. — POSTHÉ-BALANITE (1) *simple* (2) *suivie de phimosis*. —
Guérison par les lotions et les frictions OPIO-BELLADONÉES.

M. Alfred J..., âgé de vingt ans, d'un tempérament
nerveux-sanguin, d'un naturel irritable, avait contracté
plusieurs affections vénériennes. Chaque fois, un traitement rationnel avait enrayé les progrès du mal. En dernier lieu, cependant, le gland se recouvrit de végétations
nombreuses qui disparurent sous l'influence de l'excision
et des frictions mercurielles (3). Il n'existait plus aucune
trace de végétations ni même de *posthé-balanite*, et le malade paraissait radicalement guéri, lorsqu'il s'exposa à de
nouveaux excès. Une uréthrite intense fut la conséquence
de ce changement de conduite, et, malgré tous mes efforts,
la phlegmasie spécifique se communiqua avec une étonnan-
te rapidité du canal de l'urèthre au prépuce et au gland.
Bientôt une rougeur, un gonflement considérables, une
douleur intense, et l'oblitération presque complète de l'o-
rifice de l'urèthre par le prépuce boursouflé signalèrent le
développement et la marche de la maladie. L'émission de
l'urine arrachait des cris au malade, tant il souffrait lorsqu'elle pénétrait sous le limbe préputial. J'eus recours à
ma méthode, et le premier effet des injections belladonées
et de la pommade *opio-belladonée* (4) fut de calmer promptement ces vives souffrances. Après cinq jours de traitement, la tuméfaction et la douleur avaient disparu, et le

(1) J'ai cru devoir adopter cette dénomination qui indique à la fois
l'inflammation du gland et du prépuce. Le mot *balanite* n'exprime
que celle du gland. Quant à l'expression *blennorrhagie du gland*, elle
représente une idée fausse et devrait être rayée du vocabulaire de la
science.
(2) J'appelle posthé-balanite simple celle qui n'est pas accompagnée
de chancres; posthé-balanite compliquée, celle qui coïncide avec des
chancres.
(3) Notre honorable confrère, M. Eugène Boisseuil, vient de publier,
dans le *Journal de Médecine de Bordeaux*, un article fort intéressant
sur le traitement des végétations du pénis par les lotions de deuto-
chlorure de mercure.
(4) V. p. 11 de mon Mémoire, — 33 de l'*Annuaire* Bouchardat,
1843.

douzième jour le malade pouvait à son aise découvrir le gland. A l'intérieur je n'employai que le copahu.

Dans ce dernier cas, il n'y avait point eu d'ulcérations syphilitiques qui eussent précédé la formation du phimosis, comme il arrive si souvent ; mais il est incontestable que le virus blennorrhagique, admis aujourd'hui par la plupart des auteurs, avait amené le développement de la *posthébalanite*. Est-ce que la belladone aurait une vertu spécifique contre ce virus morbide ?

II. — POSTHÉ-BALANITE *compliquée, suivie de paraphimosis.* — *Guérison par les balnéations de soluté de belladone et la pommade* HYDRARGIRO-BELLADONÉE.

M. Durand, tonnelier, âgé de vingt-trois ans, d'un tempérament sanguin, d'une constitution forte et robuste, contracte une blennorrhagie, dont il se traite lui-même par les tisanes émollientes et les bains. La sécrétion blennorrhagique, constamment déposée entre le gland et le prépuce dont le limbe est naturellement fort étroit, y détermine bientôt une vive rougeur, suivie de la tuméfaction des tissus. Cet état constituait déjà un commencement de phimosis. Le malade, éprouvant de vives cuissons, fait des tractions considérables, pour découvrir le gland; il parvient à son but ; mais le prépuce, ramené en arrière, ne peut plus reprendre sa position naturelle.

Le lendemain de l'accident (trente-six heures après) le malade a recours à mes conseils. L'étranglement formait une dépression profonde à la partie supérieure de la verge, en arrière de la base du gland. Sur les deux côtés du frein, on apercevait un gonflement œdémateux déjà considérable. Sur les côtés du bourrelet qui formait le cercle de constriction étaient situées deux ulcérations syphilitiques.

Avant tout, je pratique des tentatives de réduction que je prolonge pendant dix minutes ; elles n'amènent aucun résultat. Craignant d'occasionner de graves accidens inflammatoires, et d'accroître l'étendue, ou même le nombre des ulcérations , je suspends les manœuvres , et j'ordonne immédiatement les frictions *opio-belladonées.*

Ce jeune homme fut d'autant plus satisfait de me voir employer ce mode de médication , qu'il appréhendait par dessus tout les incisions du prépuce , et qu'il était bien décidé, disait-il, à mourir plutôt que de se résigner à ce genre d'opération.

Sous l'influence de la belladone , la douleur diminue notablement ; mais, pendant trois jours encore, la tuméfaction semble augmenter et le mal fait des progrès rapides. Le bourrelet se creuse de rides profondes au niveau de l'étranglement , il se déchire même dans le sens de sa circonférence , et plusieurs excoriations s'ajoutent aux chancres dont j'ai déjà parlé. L'infiltration œdémateuse envahit tout le prépuce , et une tumeur , d'abord molle et élastique, puis bientôt dure et rénitente, se forme sur le dos du pénis en arrière de l'étranglement ; évidemment il y a sclérémie du tissu cellulaire.

Ces accidens en apparence formidables ne m'effrayèrent pas , car j'avais réussi dans plusieurs cas analogues. Pensant à juste titre que la pommade *opio-belladonée*, quoiqu'elle eût singulièrement soulagé le malade , n'était cependant pas assez active pour arrêter immédiatement la marche de la phlegmasie spécifique , je la remplaçai par la pommade hydrargiro-belladonée , dont je reproduis ici la formule , quoiqu'elle soit consignée à la page 13 de mon Mémoire :

R. Onguent napolitain double.......... 30 grammes.
Extrait de belladone (d'après la méthode de M. Planche).............. 4 gr.
Baume du Pérou liquide , quantité suffisante.
F. S. A. (1).

A partir de ce moment , la constriction resta station-

(1) Cette pommade peut être efficace dans plusieurs autres cas morbides. Par exemple, en y ajoutant un à deux grammes d'extrait gommeux d'opium , on obtient un excellent topique contre les tumeurs hémorrhoïdales.

naire, et bientôt après la maladie prit une marche rétro-
grade. Trois jours après l'emploi de ce moyen efficace , la
tuméfaction avait sensiblement diminué , la douleur avait
disparu, et le sclérome que j'avais signalé sur le dos du pénis était dissipé. Les ulcérations commençaient à se cica-
triser, ainsi que les fissures qui s'étaient formées autour de
la circonférence du bourrelet préputial. Déjà le malade
éprouvait un bien-être qui se traduisait à l'extérieur par
le retour de la gaîté, du sommeil, de l'appétit et des forces
dont il était privé depuis long-temps.

C'était le 28 mars que j'avais commencé le traitement,
et le 4 avril tous les accidens, après avoir revêtu les carac-
tères de la plus haute gravité , avaient complètement disparu ; la belladone et le mercure en avaient triomphé comme par enchantement. Il ne me restait plus qu'à ramener
le prépuce à sa position normale et à tenter la réduction.
Cette fois il fut possible de prolonger les manœuvres sans
faire souffrir le malade. Malgré le gonflement œdémateux
qui subsistait encore sur les côtés du frein , je réduisis la
partie inférieure du limbe préputial ; cette poche séreuse
se distendit avec facilité , parce que, au niveau du frein,
l'étranglement est toujours moins considérable que sur les
autres points de la circonférence. Mais il me fut impossible de ramener en avant la partie supérieure du cercle de
constriction : il semblait qu'il y eût en cet endroit un
point d'adhérence. Il n'en était cependant point ainsi ; j'acquis plus tard la certitude que cette difficulté dans le débridement provenait de ce que le prépuce s'était un peu
raccourci et induré vers sa partie supérieure.

Il était essentiel de remédier à ce raccourcissement et à
cette induration. Songeant à l'élasticité du repli cutané
qui recouvre le pénis, j'imaginai d'établir , à l'aide d'un
ruban de fil large de deux centimètres , une compression qui eût pour effet de ramener le prépuce en avant et
de repousser le gland en deçà de la bride. Pour y parvenir,
je déprimai le gland avec un tampon de charpie ; ce tampon était maintenu sous les plis de la bande. Il est facile
de concevoir le mode d'action de cet appareil , qui avait

aussi l'immense avantage de résoudre l'œdème par la compression. Le soir, en se couchant, le malade avait soin de le lever.

Ce moyen, secondé par les lotions astringentes avec une décoction de quinquina, de cachou et de simarouba, et par les demi-bains aromatiques, réussit à merveille ; il fut prolongé pendant quelques jours, et, le 18 avril, le malade put reprendre ses occupations. A cette époque, il existait encore une dureté sur la partie supérieure du bourrelet préputial ; le limbe avait une direction oblique de bas en haut, et formait un ovale, de telle sorte que la partie supérieure du gland n'était pas encore recouverte. Alors je remplaçai la pommade *hydrargiro-belladonée* par la suivante, dont j'ai pu constater en plus d'un cas les propriétés résolutives :

> Cérat sans eau....... 30 grammes.
> Calomel à la vapeur. 2 grammes.

F. S. A.

Un mois après l'emploi de ces divers moyens, tout était revenu à l'état normal, et l'on n'eût pas dit que le prépuce et le gland eussent été le siége d'aussi graves désordres.

Une chose qui ne doit pas passer inaperçue dans l'histoire de ce fait, c'est que trente grammes de mercure employés en deux jours, et des doses considérables administrées ultérieurement, ne déterminèrent point de salivation, malgré l'absorption active qui s'opère dans ces tissus. Est-ce que par hasard la belladone neutraliserait l'influence du mercure sur le système lymphatique et les glandes ? Le malade se fit même extraire une grosse molaire dans le même moment, et n'eut aucune inflammation de la muqueuse buccale.

Lors même qu'on ne soupçonnerait pas l'existence d'ulcérations syphilitiques sous le prépuce tuméfié, ce ne serait pas un motif pour renoncer aux frictions *hydrargiro-belladonées*. Vers la troisième période, elles sont toujours indiquées, quelle que soit la cause de la *posthé-balanite*, ne fût-elle même pas due à un principe blennorrhagique ou syphilitique.

La *posthé-balanite*, qui précède toujours l'invasion du phimosis et du paraphimosis accidentels, reconnaît ordinairement pour cause l'existence d'un de ces deux virus morbides. Elle peut aussi provenir d'un autre genre d'excitation directement portée sur l'organe, comme on a pu le remarquer dans l'observation relative au jeune A. Vincent. Quoi qu'il en soit, notre médication, modifiée d'après les circonstances que peut faire naître la cause du mal, est encore celle qui offre le plus de chances de succès.

Enfin je dois ajouter à tout ce qui précède le témoignage d'un de nos plus honorables confrères, témoignage que personne ne sera tenté de révoquer en doute.

Depuis plusieurs jours, M. le docteur Lacoste traitait un jeune homme d'un phimosis des plus intenses. Tous les moyens usités en pareil cas, la cautérisation même préconisée par M. Ricord, avaient complètement échoué. Déjà l'on désespérait, et il était question de recourir à l'instrument tranchant. Toutefois, avant d'en venir à ce moyen extrême, M. Lacoste voulut essayer ma méthode. Je lui donnai la formule du topique belladoné et de la pommade *hydrargiro-belladonée*. Le succès fut si rapide, que notre confrère, en m'abordant quelques jours après, me dit à la lettre : « Votre médication a fait miracle ; les premières » frictions ont amené un soulagement immédiat ; en qua- » tre jours mon malade a été complètement débarrassé » des accidens les plus graves, et aujourd'hui il est radi- » calement guéri. Jamais dans ma pratique je n'ai eu à » constater un plus beau résultat. »

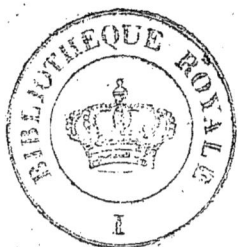

www.ingramcontent.com/pod-product-compliance
Lightning Source LLC
Chambersburg PA
CBHW050456210326
41520CB00019B/6233